ÉTUDES CLINIQUES

SUR LES

MALADIES MENTALES

CONSIDÉRÉES

DANS LEUR NATURE, LEUR TRAITEMENT,

ET DANS LEUR RAPPORT AVEC

LA MÉDECINE LÉGALE DES ALIÉNÉS,

PAR M. MOREL,

Médecin en chef de l'asile des Aliénés de Maréville.

PROSPECTUS.

Lorsqu'au mois de mai 1851, j'ouvris un cours clinique des maladies mentales à l'Asile de Maréville, je n'osais me flatter d'attirer un grand nombre d'auditeurs. L'éloignement de la ville n'était pas dans ma pensée le principal obstacle au succès de ce cours ; il existait d'autres difficultés inhérentes à la nature de ces tristes et terribles maladies. Quand en effet, pour la première fois, on visite un Asile d'aliénés, les sympathies surgissent naturellement dans le fond des cœurs ; à un premier mouvement de curiosité, succède une pitié profonde ; mais ce sentiment une fois passé, le visiteur attristé s'éloigne avec em-

1851

pressement des lieux où tant d'émotions diverses sont venues l'impressionner péniblement. Il n'est pas donné à tout le monde, en effet, de supporter de sangfroid la vue des imbéciles, des idiots, des malades que la mélancolie opprime, de ceux que la démence dégrade.

Plusieurs personnes m'ont dit éprouver à la vue de ces déshérités de la raison, de tristes pressentiments, d'involontaires et indéfinissables répulsions. Il faut bien avouer que de semblables dispositions ne sont guère propres à développer le goût des études relatives aux maladies mentales, si l'on y ajoute surtout les difficultés naissant de circonstances spéciales dont nous parlerons, ainsi que de préjugés si puissants encore et si fortement enracinés qu'il me suffira de les indiquer, pour que le lecteur en déduise les conséquences funestes à la propagation de l'enseignement.

Pendant longtemps, pendant des siècles entiers, les aliénés étaient traités comme des malheureux frappés avec plus de sévérité peut-être que les individus poursuivis par la justice des hommes. Dans beaucoup d'endroits, ils étaient relégués avec les coupables et les vagabonds. On les donnait en spectacle à la curiosité publique, et d'avides gardiens les faisaient voir comme des bêtes rares. Ces malheureux étaient entassés pêle-mêle; on ne connaissait que la terreur pour maintenir l'ordre parmi eux. Les fouets, les chaînes, les cachots étaient les seuls moyens de persuasion mis en usage par des employés aussi barbares qu'ignorants (1). Que ne pourrai-je ajouter encore à ces tristes détails ? il me suffirait de rappeler mes propres souvenirs et de citer ce qu'ont dit d'un pareil état de choses PINEL, ESQUIROL, FERRUS, GUISLAIN, et tous les hommes

______

(1) Réel, 1803.

que leur dévouement et leur haute position scientifique ont mis à même d'émanciper les malheureux aliénés. — Grâces aux efforts tentés par les hommes de science, les administrateurs et les gouvernements, un pareil ordre de choses n'existe plus aujourd'hui nulle part en Europe. Si d'ailleurs plusieurs établissements laissent à désirer encore, l'époque n'est pas éloignée où le progrès qui ne s'arrête pas dans sa marche aura bientôt entraîné les Asiles retardataires dans le sens des améliorations générales.

Je n'ai pas besoin de prouver que l'étude des maladies mentales était impossible au milieu de circonstances semblables ; la science n'existait pas ; on ne considérait pas l'aliéné comme un malade, mais on le regardait comme un être malfaisant et dangereux dont il fallait se préserver quelles que fussent les conditions désastreuses de son isolement.

Voyons si les époques qui se sont succédées ont été plus favorables à la propagation de l'enseignement.

Le XIXᵉ siècle avait vu s'inaugurer pour les aliénés une ère nouvelle, le mouvement était imprimé, il ne pouvait que suivre une marche ascendante, mais que cette marche a été longue et pénible, que d'obstacles à surmonter, que de préjugés à vaincre ! On applaudissait aux idées généreuses de PINEL et d'ESQUIROL ; mais on reculait devant la difficulté de leur application. Le traitement était généralement une chose incomprise ou méconnue, et quand des esprits distingués et des cœurs généreux tentaient de suivre les sages préceptes des médecins anciens et des maîtres nouveaux, ou cédaient à leurs propres inspirations, leurs efforts venaient se briser contre les fatales conséquences d'Asiles mal appropriés à leur destination, de locaux insalubres et infects, et contre les conséquences non moins désastreuses de la mauvaise hygiène appliquée aux aliénés.

Cet état de choses, à peu près général en Europe, dans le commencement de ce siècle, s'est encore prolongé avec plus ou moins d'inconvénients pour la France jusqu'en 1838, époque où fut promulguée la loi à jamais mémorable du 30 juin de cette même année. Je ne veux pas inférer de ce que j'ai dit que tous les établissements publics de notre pays étaient mauvais et mal tenus; quelques-uns avaient fait de notables progrès, et je serais souverainement injuste si je ne faisais pas la part des difficultés dont j'ai parlé, difficultés qui ne paralysaient que trop souvent les meilleurs dévouements et les plus fortes volontés. Toutefois, à dater de cette époque de 1838, on peut dire que l'ère du véritable progrès a été inaugurée pour les Asiles.

Le sort des aliénés est désormais fixé; ils rentrent dans les droits communs à tous les citoyens; l'arbitraire à leur égard devient impossible; leurs intérêts matériels et moraux sont sauvegardés, et l'on commence à comprendre que les aliénés sont des malades qui ne doivent plus être confondus avec les prisonniers et les vagabonds; mais qui ont droit comme tous les êtres souffrants aux sympathies de leurs semblables, et aux soins dévoués des médecins tenus désormais de résider dans les Asiles.

Malheureusement, une des conditions nécessaires du progrès est de ne pouvoir se produire sans de douloureux enfantements. Il n'entre pas dans mon plan de décrire les luttes que les médecins eurent à soutenir pour défendre les saines doctrines et vulgariser les plus simples améliorations.

La génération médicale nouvelle qui recueillera les fruits de ces luttes, saura gré sans doute à ceux qui ne seront plus, d'avoir aplani le chemin de l'avenir et surmonté les difficultés, non sans avoir éprouvé beaucoup d'amertumes, de déceptions et de dégoûts. D'ailleurs, l'histoire si instructive du progrès dans les Asiles sera faite un jour, j'espère, par l'homme le plus capable d'apprécier la situation. Je veux parler de M. le docteur FERRUS dont la vie presque tout entière a été consacrée à la cause des aliénés, et qui, malgré ses nombreux travaux, trouve toujours au profit de la même cause une puissante activité intellectuelle et un inépuisable dévouement.

On doit croire naturellement d'après le tableau qui précède que l'époque des améliorations ayant sonné, l'enseignement de l'aliénation va monter au niveau des autres branches de guérir et que l'étude de cette affection rentrera naturellement dans le cadre nosologique des maladies ordinaires ; mais je n'ai pas besoin de rappeler aux médecins qui me liront les difficultés qu'ils ont éprouvées pour être initiés à la clinique des maladies qui nous occupent. Nous avons énuméré un certain ordre de causes fatales à la diffusion de ces études ; il nous reste à parler des préjugés qui ont entravé le progrès et empêchent peut-être encore son libre développement.

J'aborde un sujet difficile, je crains de heurter les susceptibilités des familles, mais l'amour de la vérité me domine, et cette vérité une fois démontrée et comprise, il ne restera, j'espère, des préjugés que je vais attaquer, qu'un vain fantôme incapable d'arrêter la marche irrésistible des améliorations et des progrès de l'esprit humain.

Nous avons dit que l'enseignement des maladies mentales était impossible au milieu des tristes conditions où vivaient autrefois les aliénés, pourquoi donc n'a-t-il pas eu plus de développement quand ces conditions ont été changées ? c'est que la réaction qui s'était établie en faveur de ces malades a contribué à fausser les véritables principes de l'isolement et a posé entre l'Asile et le monde extérieur, une barrière qui, pendant longtemps, a empêché la science de porter ses fruits et de répandre ses lumières.

Les aliénés, avons-nous dit, étaient traités autrefois comme des malfaiteurs et les plus vils des scélérats ; on les montrait comme des bêtes rares, et une sotte curiosité ne venait que trop souvent les irriter dans leurs susceptibilités, et les offenser dans l'expression de la plus grande des infortunes qui puisse arriver à l'humanité souffrante ; je veux parler de la perte de la raison.

Malheureusement, en isolant, d'une manière trop rigoureuse, l'homme qui délire, on tombait dans les inconvénients de la séquestration et du régime pénitentiaire appliqué à quelques prisons modernes. On voulait améliorer le sort des aliénés et on croyait ne pouvoir élever des murs assez solides autour des Asiles ; les cellules où les maniaques étaient rélégués pouvaient impunément braver les ravages du temps et la fureur de leurs habitants. Cette fureur avait beau s'élever jusqu'au paroxisme de la rage, elle venait se briser contre les barreaux de fer et les portes verrouillées. Les moins furieux avaient la camisole, et ceux que la maladie avait épuisés se promenaient tristement dans des cours dont les murs leur ravissaient le spectacle de la nature. Il n'existait entre ces infortunés et le monde extérieur aucune communication intellectuelle, et s'il s'était agi de les faire promener audehors, comme cela se pratique aujourd'hui, les populations se seraient enfuies épouvantées ; les infirmiers qui vivaient dans ce milieu désespérant, devenaient abrutis et durs. On ne comprenait pas assez généralement alors que le véritable traitement moral des aliénés consiste dans une discipline sévère, il est vrai, mais merveilleusement tempérée par la douceur; dans le développement des sympathies, l'exercice du sentiment et de la pensée; dans l'éveil, en un mot, de tous les bons instincts qui existent au cœur de l'homme et qui peuvent, malgré sa chute intellectuelle, se reproduire encore, renaître plus vivaces et meilleurs, et être dirigés vers un but plus noble et plus élevé.

Lorsque, plus tard, les praticiens, qui avaient à cœur de

changer un pareil ordre de choses, voulurent introduire dans les Asiles d'autres médecins et les initier à l'enseignement, la réaction dont j'ai parlé plus haut repoussait les élèves et les visiteurs ; on invoquait les droits sacrés de l'humanité ; on croyait que la vue des étrangers devait non-seulement humilier les malades, mais les irriter et conséquemment activer leur délire et exaspérer leur fureur ; une erreur aussi profonde a été complétement réfutée par l'expérience des médecins de tous les pays, et dans son ouvrage intitulé : *de l'Enseignement clinique des maladies mentales*, il est impossible de combattre cette erreur avec des considérations plus logiques, et plus empreintes de philosophie pratique que ne le fait M. FALRET.

Le savant Médecin de la Salpétrière fait l'histoire complète de toutes les difficultés dont se trouvait environné l'exercice de l'enseignement de ces maladies ; les praticiens les plus célèbres de l'époque étaient bien d'accord sur le but, mais ils étaient en dissidence sur les moyens ; et, au milieu de ces perplexités, les administrateurs ne sachant en faveur de quel système faire pencher la balance, tenaient les portes des Asiles rigoureusement fermées, et il en résultait fatalement que cette branche si importante de l'art de guérir ne pouvait entrer dans le domaine des études médicales.

J'ai dit un peu plus haut, qu'en proclamant l'utilité des cliniques dans les Asiles, je craignais de blesser la susceptibilité des familles ; j'ai hâte de les rassurer.

Le malheur d'avoir des parents aliénés est déjà assez grand sans venir l'aggraver encore. Que les familles se tranquillisent. L'introduction des élèves et des médecins dans les Asiles, bien loin de troubler la paix de leurs habitants, ou d'irriter leur susceptibilité, ne fait qu'augmenter l'action favorable que nous pouvons avoir sur les malades.

« En accusant les cliniques de fausser le principe de l'iso-
» lement, dit M. FALRET, on oublie que l'isolement, comme

» prescription de thérapeutique morale, signifie éloignement
» des parents, des amis, des personnes anciennement connues,
» et non cessation de toute relation avec ses semblables. On
» conçoit très-bien, en effet, et l'expérience le prouve tous les
» jours, que la présence des parents, des personnes ancienne-
» ment connues, irrite les aliénés et fomente leur délire, soit
» par des condescendances intempestives, soit par leurs re-
» proches, soit enfin par la puissance des souvenirs. Mais rien
» de tout cela précisément ne se trouve chez les visiteurs or-
» dinaires, et chez les élèves en particulier. La présence de
» ces visiteurs, au contraire, donne éveil ou satisfaction au
» sentiment le plus inhérent à la nature humaine, au sentiment
» de sociabilité. C'est d'ailleurs une distraction agréable dans
« un Asile où tout est soumis à une règle, sinon sévère, du
» moins uniforme. La curiosité peut être éveillée par un con-
» cours de visiteurs, et l'exercice de ce penchant si naturel
» donne presque la douce illusion de la liberté, témoigne au
» moins que tout commerce avec ses semblables n'est pas
» rompu, en même temps qu'il captive l'intelligence mobile
» de quelques aliénés, rompt momentanément la fixité des
» préoccupations maladives chez certains autres, et produit
» chez un grand nombre la suspension du délire. »

L'opinion de l'honorable médecin que je cite est d'autant
plus concluante qu'il a pu organiser avec les plus grands avantages la clinique dans un service uniquement consacré à des
femmes (1). D'un autre côté, ce que PINEL et ESQUIROL
avaient déjà fait pour un petit nombre d'élèves choisis, a été

---

(1) La clinique, à Maréville, n'a eu lieu que dans la section des hommes.
Le plus grand ordre a régné dans ces conférences qui se passaient dans une
salle spéciale où on amenait les malades à observer. C'était pour ces derniers une distraction qu'ils recherchaient à l'envi. Pendant ces mêmes con-

appliqué sur une plus vaste échelle par M. Ferrus qui, de 1832 à 1839, attira à Bicêtre et à la ferme Sainte-Anne un grand nombre d'auditeurs.

Plus tard, MM. Leuret, Baillarger entrèrent avec le plus grand succès dans la même voie. Je ne puis faire ici l'histoire des autres pays, je me contente d'indiquer que partout, en Allemagne, en Angleterre, aux Etats-Unis, le mouvement dans le sens que j'indique fut considérable, et pour ce qui regarde la France, MM. Bottex, à Lyon, et Rech, à Montpellier, doivent être mentionnés comme s'étant livrés avec distinction à un enseignement du même genre (1). Enfin, pour ce qui nous regarde nous-mêmes, ici, à Maréville, nous avons un antécédent qui devait nous encourager ; notre prédécesseur, M. le docteur Archambault, avait obtenu l'autorisation d'introduire à l'Asile des élèves de l'école auxiliaire de Nancy et de les initier à l'étude de ces difficiles maladies. Je suis heureux d'annoncer que l'expérience tentée cette année a dépassé toutes mes espérances. Les élèves de l'école de Nancy se sont, non-seulement distingués par leur nombre, par leur exactitude, mais encore par la manière convenable dont ils se sont conduits, et par leur exquise discrétion envers des malades dont ils doivent ignorer les noms. J'insiste sur ces derniers points qui sont très-importants ; les aliénés, à une grande susceptibilité joignent, par fois, une singulière finesse ; ils savent fort bien faire la distinction des étrangers qui les visitent dans un sim-

---

férences, M. le Directeur de l'Asile a fait une leçon sur les rapports des devoirs des médecins avec les exigences de la loi de 1838.

Les considérations administratives que M. le docteur Renaudin a ainsi émises devant les élèves, seront publiées en leur lieu et place dans le cours de l'ouvrage.

(1) Falret, ouvrage cité.

ple but de curiosité et de ceux qui sont mus par un intérêt scientifique. Ils s'attachent à ces derniers, leur parlent avec confiance, et cette amitié, et cette confiance sont les résultats logiques d'un fait familier aux praticiens, et que les élèves ne doivent pas perdre de vue, à savoir : qu'entre le médecin qui étudie une maladie, ou qui la soigne, et l'individu qui est l'objet de cette étude ou de ce traitement, il s'établit naturellement des liens de sympathie éminemment favorables à l'individu qui souffre, et ce n'est que lorsque cette sympathie est développée que le médecin enlève la confiance de son malade, le domine exclusivement et opère parfois, quant à ce qui regarde l'influence morale qu'il exerce sur lui, de véritables prodiges.

Je crois avoir démontré aux familles que l'introduction des élèves et des visiteurs désireux de s'instruire, bien loin de nuire à l'état mental de leurs malades, ne peut que leur être favorable. Je sais les préjugés qui existent à propos de ces déplorables maladies ; je ne les partage pas ; mais je les respecte. Nous sommes unanimes pour repousser les visites indiscrètes ; mais nous croyons devoir nous attacher à tous les éléments qui peuvent nous donner des points d'appui nouveaux pour agir favorablement sur nos malades. La partie de cet ouvrage qui traitera du traitement moral des aliénés, exposera sous ce rapport, notre manière de voir. Contentons-nous de dire en attendant que l'*isolement* n'est pas pour nous la séquestration, et que tous mes efforts sont dirigés vers le but de renouer, entre ceux qui ont perdu la raison et le monde extérieur, ces liens intellectuels, ce développement des sympathies, momentanément interrompus ou brisés par la plus cruelle des maladies.

La nécessité de la clinique et ses avantages étant ainsi démontrés au point de vue le plus général qu'il m'ait été possible d'établir, mon rôle semblait fixé dans le présent et naturellement tracé pour l'avenir ; mais j'ai dû céder à d'autres entraînements, et je crois devoir exposer au lecteur comment j'ai été amené à publier ces études cliniques sur les maladies mentales, dans leur rapport avec la nature de ces affections, leur traitement et la médecine légale des aliénés.

Plusieurs personnes parmi celles qui sont venues écouter ces leçons, à l'Asile de Maréville, envisageant plutôt l'utilité de la chose que la nature de mes forces, m'ont engagé à publier ces conférences. Ce conseil m'était donné également par des médecins, des professeurs, des prêtres. Je ne pouvais que l'approuver et le suivre, puisque dans le cours de ces leçons je me suis attaché à démontrer que l'étude des maladies mentales était également précieuse pour les médecins praticiens, les magistrats, les éducateurs, et surtout pour les familles qui portent dans leur sein cette plaie épouvantable, compromettant si souvent et leur repos, et leurs plus chers intérêts. Les arguments sur lesquels je m'appuyais, et que je vais successivement reproduire, feront connaître l'esprit qui me dirige dans cet ouvrage, ainsi que la nature des sujets qui y sont traités.

1° Lorsqu'une affection mentale éclate dans une famille, le premier médecin appelé est nécessairement le médecin de cette famille ; or, du premier traitement appliqué dépend souvent le salut du malade.

Quand l'aliénation se complique, que le délire devient permanent et compromet la sûreté des personnes et l'ordre public, l'isolement devient une nécessité impérieuse, et le malade nous est amené. Rentre-t-il dans sa famille, il a besoin d'une hygiène convenable, appropriée à sa situation ; car, comme le savent les médecins, les maladies nerveuses sont éminemment sujettes à affecter le type intermittent. Ces simples considérations suffisent pour établir l'importance d'une communauté d'idées thérapeutiques entre les médecins des familles et le médecin de l'Asile.

Ils se partagent, à des époques différentes, les soins à donner à l'aliéné, et si ces soins ne sont pas dirigés par des principes communs, il en résulte pour le traitement des divergences on ne peut plus défavorables à la santé du malade. Je ne citerai dans ce moment, à propos de la thérapeutique, que l'emploi de la saignée, utile à certaines périodes de la maladie, éminemment fatale à d'autres ; à tel point, que l'abus qui en est fait constitue le plus grand nombre des démences que nous possédons à l'Asile. Je n'aurai rien à ajouter sur certains points, aux enseignements de PINEL et d'ESQUIROL ; mais tout en profitant des leçons de ces savants maîtres, je chercherai à concentrer les connaissances pratiques les plus indispensables à propos de traitement, aux médecins qui n'ont pas pu étudier dans les hôpitaux la nature de ces maladies si difficiles et si complexes. Ce que j'en dirai d'ailleurs, suffira pour donner une idée aussi complète que possible des types principaux qui peuvent se résumer dans la *manie,* la *mélancolie,* la *démence,* l'*imbécillité,* l'*idiotie* et le *crétinisme.*

J'aurai à faire connaître d'autres subdivisions qui se rattachent à ces types principaux et les complètent dans la manifestation si variée que présentent les aberrations humaines.

Le maniaque, par exemple, n'en reste pas toujours à cet état de trouble général des idées et des sensations qui constitue sa maladie dans son expression la plus élevée ; il peut devenir plus calme, raisonnable même par instants, et se présenter à notre observation avec les phénomènes de la chronicité et de l'intermittence. Dans d'autres occasions, l'aliéné moins tourmenté par la multiplicité de ses sensations, en arrive au point de pouvoir systématiser son délire, et nous ne le voyons divaguer que sur un point donné, tandis qu'il paraît en apparence raisonnable sur les autres, c'est cette situation que les auteurs ont désignée sous le nom de monomanie, de délire partiel. Enfin la manie, dans ses manifestations, nous offre des

types d'individus dont les paroles sont sensées, les raisonne-
ments logiques, mais dont les instincts dépravés, les sensations
perverties, les actes délirants nous révèlent les problèmes les
plus ardus de la psychologie et de la médecine légale. La maladie de ceux-ci est désignée sous le nom de manie raisonnante,
monomanie instinctive, folie morale. En dernier lieu, l'étude
des causes de ces affections nous montrera leur double point
de départ qui s'appuie également sur les éléments physiologiques et intellectuels constituant l'homme au point de vue de sa
dualité. En d'autres termes, il existe des causes physiques et des
causes morales, et si nous pouvons dire à juste raison comme
médecin, que la folie est une maladie, nous ne pouvons cependant comme philosophe séparer son étude de l'étude de nos facultés, de celle de nos instincts, de tout ce qui forme en un mot
l'homme intellectuel, moral et sensible. La manie, suite de cou-
ches, par exemple, est un exemple frappant de la pluralité des
causes physiologiques et morales qui peuvent amener ce trouble permanent des facultés constituant le délire. Nous aurons à
développer cette manière de voir aussi philosophique que médicale, et nous y puiserons également les indications du véritable
traitement physique et moral qui convient aux aliénés.

2° Nous démontrerons que la nature de ces maladies porte
ceux qui en sont affectés aux plus déplorables excès. Le maniaque que le délire égare, le mélancolique tourmenté par ses
craintes, ses défiances et ses terreurs ; le monomane qui a sys-
tématisé ses idées délirantes et qui cède à l'entraînement de
ses hallucinations ; tous ces malades enfin en arrivent à de
fatales extrémités non-seulement sur eux-mêmes, mais ils
immolent parfois les objets de leurs plus chères affections.
L'imbécile lui-même, dont la conscience est primitivement ob-
scurcie par l'arrêt de son développement intellectuel devient
souvent un être très-dangereux. Mais ce ne sont pas encore là
les cas les plus difficiles.

Il existe des individus qui, avec l'apparence extérieure de la raison la plus parfaite, sont irrésistiblement poussés au meurtre, au vol, à l'homicide ; nous en avons montré à nos auditeurs de mémorables exemples, et nous tiendrons singulièrement à faire ressortir les considérations qui, sous ce rapport, peuvent guider la conscience des médecins et des magistrats, également intéressés à la connaissance de ces difficiles et redoutables problèmes ; les uns, parce qu'ils sont appelés à établir dans leurs rapports médico-légaux la valeur morale de ces actes, et les autres, parce qu'ils doivent en juger les auteurs.

3° Les actes déplorables auxquels je fais allusion, ne sont pas seulement accomplis par des individus ayant atteint l'âge où les passions se développent, mais les malheureuses prédispositions qui les annoncent, se révèlent déjà chez de jeunes enfants. Nous en avons à l'Asile de tristes et frappants exemples ; les dispositions organiques, l'hérédité, la surdo-mutité, les vicieuses conformations de la tête, les exemples immoraux, les milieux funestes où vivent ces enfants, tant au point de vue intellectuel que physique, sont les causes principales que nous aurons à étudier.... J'en ai dit assez pour faire voir combien une question de ce genre est également propre à intéresser et les éducateurs et les parents.

4° Les parents surtout des malades aliénés ne sont-ils pas les plus à plaindre dans de semblables occurrences ! On peut dire sans exagération, que lorsque la folie éclate dans une famille, un grand malheur est venu la visiter..... Nous n'avons pas la prétention de croire que les parents trouveront dans un livre spécialement destiné aux maladies mentales, les indications du traitement, mais il est dans la nature d'un ouvrage qui s'occupe des troubles de l'âme, d'aborder non-seulement les questions de médecine proprement dites, mais encore les questions d'hygiène morale. A ce point de vue, tout le monde peut en faire son profit. Cependant ne serions-nous parvenus dans un livre de cette espèce qu'à vulgariser l'idée suivante, que nous nous estimerions assez récompensé dans notre œuvre...... Cette idée est : que le préjugé qui règne à propos de l'isolement des aliénés est un préjugé fatal, aussi préjudiciable aux malades que nuisible à la société..... Que la guérison est d'autant plus certaine que l'individu délirant a été soustrait plus tôt du milieu où sa sensibilité maladive ne peut plus que le porter à des actes dangereux, et cela est si vrai, que beaucoup de meurtres et de suicides qui désolent la société, et qui défrayent journellement les nouvelles diverses des journaux, n'arriveraient pas, si les aliénés étaient enlevés plus tôt aux conséquences fatales de leurs préoccupations maladives.

Je demande au lecteur de citer un dernier motif qui n'a pas été le moins puissant pour me décider à reproduire ces études cliniques. La bienveillance avec laquelle le public a écouté et suivi ces leçons, répondait évidemment à un besoin senti. L'Ecole de médecine de Nancy, que dirige avec tant de zèle et d'intelligence son honorable Directeur, y trouvera son profit pour ses élèves ; cet enseignement, comme me l'écrivait M. le docteur SIMONIN, ouvre pour les jeunes étudiants un horizon médical nouveau, et je serai heureux et fier de contribuer à l'agrandir.

D'un autre côté, les intérêts de l'Asile ne tenaient pas une moindre place dans mes préoccupations. Je n'ai cessé de publier depuis quatre ans dans les journaux médicaux, dans les revues spéciales, et dans mes rapports à la Commission de surveillance tout ce qui pouvait être regardé comme un progrès scientifique pour cet Asile si important, et sous le rapport historique, et sous celui des services qu'il est appelé à rendre à ce département dont il est un des plus beaux fleurons hospitaliers.

J'ai cru que le moment était arrivé de m'adresser au public

médical, non-seulement de ce pays, mais des contrées voisines qui envoient des aliénés à Maréville. La certitude de pouvoir trouver réunis dans cet Asile, tant au point de vue administratif que médical, les véritables éléments de guérison pour les aliénés, est pour les familles une garantie qui me fait un devoir de publier ces études.

Loin de moi l'idée de vouloir par là jeter le moindre blâme sur aucun autre établissement, et d'émettre la prétention d'un monopole quelconque à propos de traitement. Le progrès est du domaine de tout le monde, et partout et en tous lieux, on travaille aujourd'hui à l'amélioration du sort des aliénés. Cependant, personne ne pourra me blâmer de montrer pour les intérêts scientifiques et moraux de l'Asile dont j'ai l'honneur d'être le médecin en chef, une sollicitude toute particulière.

L'intérêt, d'ailleurs tout spécial que l'autorité départementale et la Commission de surveillance témoignent à l'égard de cet hospice, les sympathies du public qui se sont signalées si puissamment lors de la fondation de la Société de patronage, m'ont encouragé dans la voie que je parcours, et j'ai lieu d'espérer que ces mêmes sympathies me soutiendront dans l'œuvre que j'entreprends et couronneront mes efforts.

CONDITIONS DE LA SOUSCRIPTION.

L'ouvrage complet sera publié en *six livraisons* de quatre feuilles chacune, avec planches, qui paraîtront d'ici à la fin de cette année.

Le prix de chaque livraison sera de 75 c., pour les souscripteurs qui retireront les livraisons à *Nancy*, chez les libraires-éditeurs, GRIMBLOT et veuve RAYBOIS, place du Peuple, 7, et dans les autres villes, chez les libraires correspondants de ces éditeurs.

Les souscripteurs qui désireront recevoir les livraisons par la poste sont priés d'adresser aux éditeurs la somme de cinq francs cinquante centimes, en un bon sur la poste, et les livraisons leur seront expédiées *franco*.

Après la mise en vente de la dernière livraison, le prix du volume sera porté à 6 francs.

On souscrit aux mêmes conditions à *Paris*, chez VICTOR MASSON, libraire, place de l'Ecole de Médecine, 17, et chez J.-B. BAILLIÈRE, libraire, rue Hautefeuille, 19.

Nancy, imprimerie de veuve Raybois et comp.

ÉTUDES CLINIQUES.

TRAITÉ THÉORIQUE ET PRATIQUE

DES

MALADIES MENTALES

CONSIDÉRÉES

DANS LEUR NATURE, LEUR TRAITEMENT,

ET DANS LEUR RAPPORT AVEC

LA MÉDECINE LÉGALE DES ALIÉNÉS,

PAR M. MOREL,

MÉDECIN EN CHEF DE L'ASILE D'ALIÉNÉS DE MARÉVILLE,
MEMBRE DES SOCIÉTÉS DE MÉDECINE DE NANCY, DE METZ, DE LYON, DE GAND, ETC., ETC.

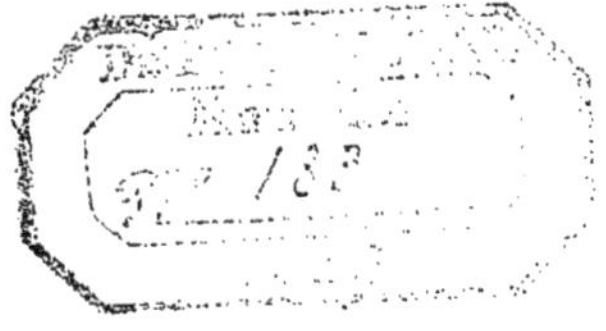

Prospectus.

Nous livrons au public le second volume du traité théorique et pratique de M. le docteur Morel, sur l'aliénation mentale. Les considérations qui ont porté l'auteur à étendre le cadre de son œuvre ont été exposées dans le premier

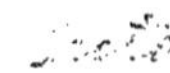

volume, et se trouvent complétement justifiées par la va-
riété des points de vue qui rattachent d'une manière intime
l'étude de l'aliénation à celle de la philosophie et de la
médecine.

Dans la première partie de son ouvrage, le médecin en
chef de Maréville, après avoir fait l'histoire des débilités
intellectuelles, congéniales et acquises, et exposé les conditions pathologiques générales et spéciales chez les imbéciles,
les crétins et les idiots, a dû aborder les indications curatives générales qui peuvent être employées à l'égard de ces
déshérités de la nature.

L'étude des formes principales des maladies mentales
offrait des points de contact trop nombreux avec les théories
philosophique et médicale sur le siége de la folie et sur
l'action des causes, pour que l'auteur ne se soit pas cru en
droit d'aborder ces difficiles questions et de théoriser son
point de vue. Il a été nécessairement amené à élargir le
cadre qu'il s'était primitivement tracé ; et, après avoir étu-
dié les différentes transformations de la manie, de la lypémanie et de la démence, ces trois types fondamentaux qui

représentent l'état de l'homme aliéné, il a rattaché les formes mixtes à des névroses bien définies telles que l'hypocondrie, l'hystérie, l'épilepsie.

Une fois placé sur ce terrain, l'auteur donne à son traité son développement naturel. Il est fidèle à son programme primitif et fait ressortir combien l'étude de l'aliénation mentale est utile non—seulement aux médecins, mais à ceux auxquels est dévolue la mission de diriger l'éducation, d'interpréter les actes de la conscience, et de juger de la culpabilité des individus. En d'autres termes, les instituteurs, les prêtres et les magistrats trouveront dans cet ouvrage des indications précieuses et la confirmation de cette vérité : que s'il n'y a pas de philosophie sans médecine, il n'y a pas non plus de médecine sans philosophie.

Après avoir exposé dans un prospectus primitif la table des matières contenues dans le premier volume, nous croyons faire plaisir aux personnes qu'intéressent ces études médico-philosophiques de leur présenter l'évolution successive de l'œuvre de M. le docteur Morel. L'auteur a eu soin d'enrichir encore ce volume par des dessins lithographiés représentant des types d'hypocondriaques et d'extatiques, de malades plongés dans la stupidité, la catalepsie et la paralysie générale. Trois tableaux synoptiques placés à la fin du volume résument fort heureusement, non-seulement les idées exposées par l'auteur, mais font entrevoir que ses indications curatives générales ne sont qu'une transition à la description spéciale du traitement qui convient aux diverses espèces d'aliénation.

Les Editeurs,

GRIMBLOT ET Vᵉ RAYBOIS.

TABLE DES MATIÈRES.

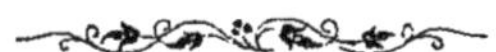

question, tant au point de vue historique, qu'au point de vue philosophique. = Moyens d'arriver aux éléments de la thérapeutique morale. = De la sensibilité morale. — Du sens émotif et du sens affectif.

§ IV. Des différentes anomalies intellectuelles en rapport avec les lésions de notre sensibilité. — Hypocondrie affective. = Sensibilité réelle. — Sensibilité factice. — Des catégories diverses dans lesquelles on peut classer les individus affectés des lésions de la sensibilité. = Description de ces états. — Causes. — Observations. — Exemples. = De certains faits de sympathies ou d'antipathies extraordinaires qui ne doivent pas être confondus avec l'hypocondrie. — Exemples. = 8e *Obs.* Hypocondrie affective. — Sentiment exagéré de la personnalité. — Chagrins domestiques. = Autres exemples. — Délire des persécutions. = 9e *Obs.* Hypocondrie primitive avec manie périodique. = Du sens émotif dans ses rapports avec la manifestation de la manie chez ce malade. = 10e *Obs.* Influence d'un vif chagrin moral sur le sens émotif. Conservation exquise des sentiments, malgré le trouble général des idées. = Autres exemples. — Considérations générales.

§ V. Du point de vue physiologique où il est nécessaire de se placer pour étudier l'influence réciproque de notre organisme sur nos idées et sur nos sentiments. = De l'organe spécial du sens émotif. — Des éléments affectif, sensorial et intellectuel. — Des caractères distinctifs de l'émotion, de l'impression et de l'idée. = De l'éveil du sens émotif. — Influence de l'enseignement. — Exemples. = De l'éducation du sens émotif. — Action reflexe du sentiment moral. — Exemples.

incidentes des aliénés. Des difficultés d'examiner les aliénés.
— Des particularités qu'offre chez eux la respiration. — De
la toux. — De l'expectoration. = De la gangrène des pou-
mons ; opinion des auteurs. = Asphyxie. — Congestions
cérébrales ; de leurs diverses formes. — Hémorrhagie céré-
brale, sa rareté. — Hémorrhagie des méninges. — Maladies
du cœur ; leur rapport avec les troubles de l'esprit. — Tu-
meur des oreilles ; opinion des auteurs.

QUATRIÈME PARTIE.

DE LA PROPHILAXIE ET DU TRAITEMENT DES MALADIES MENTALES.

Avant-propos. = De l'isolement : Quatre manières d'isoler un
malade. = 1° L'isolement dans le domicile. — Exemple. =
2° L'isolement dans une maison particulière. = 3° Des
voyages. — Observation. = 4° L'isolement dans une insti-
tution spéciale et un asile. = Des diverses catégories de
malades dans leurs rapports avec la classification. = Des
pensionnaires dans un asile et de leurs rapports avec les
autres malades. = Moyens de répression et de coercition.
— Abolition des cellules. — De l'emploi de la camisole et
de la douche. — Indications générales du traitement moral.
— Travail intellectuel et manuel. — Des différents exercices
qui constituent la vie des aliénés dans un asile. — Nécessité
d'employer les moyens généraux de calme, d'ordre et de
discipline avant de recourir à une thérapeutique spéciale. —
Pronostic. — Conclusion.

TABLEAUX SYNOPTIQUES.

PREMIER TABLEAU.

Ce tableau comprend : 1° les débilités intellectuelles, congéniales ou acquises ; les trois degrés désignés sous les noms
de *simplicité d'esprit, imbécillité, idiotisme.* 2° Les différentes
variétés du crétinisme avec les conditions pathologiques
générales et spéciales chez des imbéciles, idiots et crétins,
ainsi que le résumé de l'anatomie pathologique et des
indications curatives.

DEUXIÈME TABLEAU.

Ce tableau comprend : 1° les formes principales des maladies
mentales. — *Manie. Lypémanie. Démence.* 2° Les conditions
intellectuelles et physiologiques des malades de cette caté-
gorie ; 3° Les différentes formes et transformations de la
manie, de la lypémanie et de la démence ; 4° Les formes
mixtes, c'est-à-dire, les manies et lypémanies qui puisent
dans des névroses bien définies, telles que l'hypocondrie,
l'hystérie, l'épilepsie, le caractère particulier qui les dis-
tingue.

TROISIÈME TABLEAU.

Ce tableau indique les différentes complications et terminaisons
des formes principales des maladies mentales (Stupidité,
paralysie générale, hallucinations). Les descriptions parti-
culières indiquent quand ces états anormaux peuvent être
considérés comme des phénomènes initiaux. — Ce troisième
tableau fait le résumé des causes, des crises, des terminaisons et de l'anatomie pathologique des affections mentales.

On y énumère les principales indications curatives à propos de l'isolement ainsi que ce que l'on doit entendre par traitement moral. = La thérapeutique spéciale des diverses affections nerveuses sera traitée dans un ouvrage spécial.

Les ÉTUDES CLINIQUES de M. le docteur Morel forment deux beaux volumes in-8°, de plus de 1100 pages. Prix : 16 francs.

L'ouvrage est en vente :

A *Nancy,* à la librairie Grimblot et Vᵉ Raybois;

A *Paris,* à la librairie médicale et scientifique de Victor Masson, place de l'École de Médecine, 17.

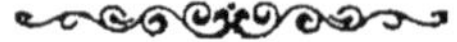

Nancy, imprimerie de veuve Raybois et comp.